Te $\frac{37}{52}$

DES

HÉMORRHAGIES PÉRIODIQUES

QUI COMPLIQUENT LES SUITES DES OPÉRATIONS,

ET DE L'UTILITÉ DE LEUR TRAITEMENT MÉDICAL.

DES

HÉMORRHAGIES PÉRIODIQUES

QUI COMPLIQUENT LES SUITES DES OPÉRATIONS

ET

DE L'UTILITÉ DE LEUR TRAITEMENT MÉDICAL,

Par F. BOUISSON,

PROFESSEUR DE CLINIQUE CHIRURGICALE A LA FACULTÉ DE MÉDECINE DE MONTPELLIER, CHIRURGIEN EN CHEF DE L'HOPITAL SAINT-ÉLOI, ETC.

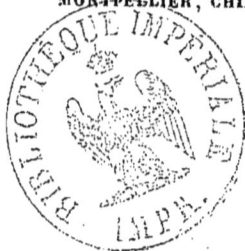

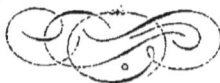

MONTPELLIER

CHEZ J. MARTEL AÎNÉ, IMPRIMEUR DE LA FACULTÉ DE MÉDECINE,
rue de la Canabasserie 2, près la Préfecture.

1854.

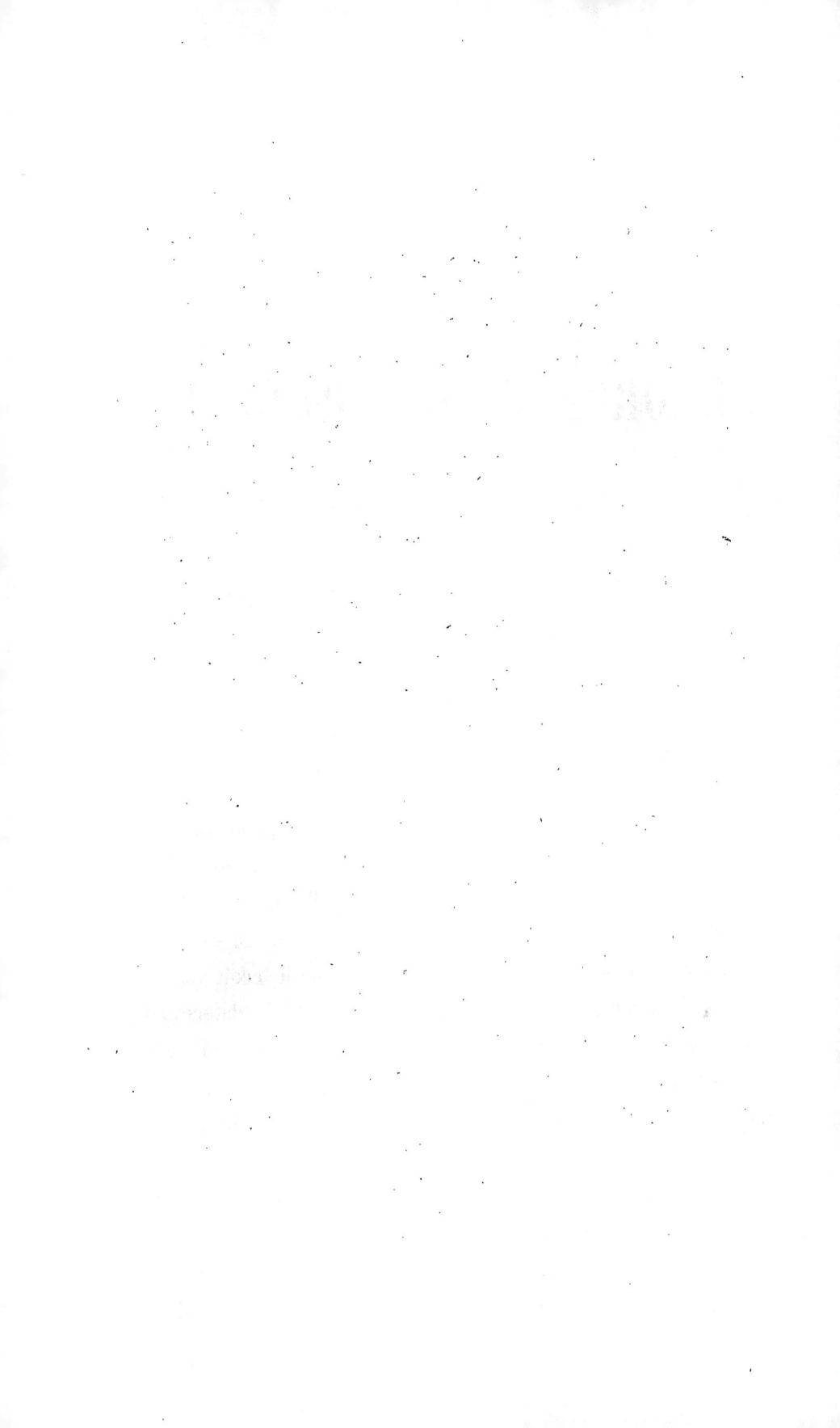

DES

HÉMORRHAGIES PÉRIODIQUES

QUI COMPLIQUENT LES SUITES DES OPÉRATIONS,

ET DE L'UTILITÉ DE LEUR TRAITEMENT MÉDICAL.

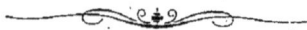

S'il est une preuve de la nécessité d'associer les connaissances médicales proprement dites avec celles qui sont du ressort spécial de la chirurgie, c'est assurément celle qui résulte de l'étude approfondie des causes des hémorrhagies. Le succès du praticien est attaché, beaucoup plus qu'on ne le croit généralement, à la recherche des causes internes et à la détermination de leur influence sur les accidents qui succèdent aux opérations; et celui qui ne verrait, par exemple, dans une hémorrhagie consécutive qu'un phénomène local, épuiserait, sans profit pour le malade, les ressources, multipliées en apparence mais bornées en réalité, d'un traitement dirigé sur le lieu même de l'écoulement sanguin.

Sans négliger une action topique, il faut chercher ailleurs la véritable indication et remonter jusqu'à l'état général du blessé, afin de voir si la perte de sang ne reconnaît pas sa source dans des conditions physiologiques ou pathologiques agissant sur l'ensemble de l'organisme. Cette recherche, bien qu'elle soit recommandée depuis les premiers âges de la médecine, n'en paraît pas pour cela plus considérée, au moins si l'on en juge par la regrettable lacune que laissent sur ce point la plupart des auteurs de chirurgie. Nous croyons, néanmoins, que cette science ne perdrait rien à ce qu'on appliquât à l'étude des causes internes le zèle et l'esprit d'observation qu'on déploie à reconnaître les phénomènes locaux et objectifs des maladies, ou à perfectionner les méthodes opératoires. La vraie science ne veut ni préférence ni exclusivisme ; les faits de tous les ordres ont leur valeur, et le progrès, en chirurgie, ne consiste pas moins à découvrir une indication de source médicale, qu'à faire connaître dans tous ses détails un fait appréciable par les sens externes.

Quelques observations que nous avons recueillies sur les hémorrhagies périodiques des surfaces traumatiques, qu'elles aient lieu sur une plaie accidentelle ou qu'elles se produisent sur une plaie résultant d'une opération, prouveront suffisamment l'intérêt et l'utilité inhérents à l'étude de certaines complications générales qui exposent les malades à une espèce particulière d'hémorrhagie.

On sait que, parmi les accidents qui entravent le succès des opérations chirurgicales, on compte parmi les plus graves les hémorrhagies consécutives. On ne peut méconnaître que ce genre d'accident n'ait justement préoccupé les hommes de l'art, qu'on n'en ait distingué plusieurs variétés importantes, et que des améliorations réelles, introduites dans la pratique, n'aient limité de plus en plus le nombre des cas où les hémorrhagies consécutives se produisent ; mais il n'est pas moins juste de constater que les perfectionnements apportés à cette question, se rattachent bien plus aux précautions locales qui préviennent l'hémorrhagie ou qui l'empêchent de s'accomplir, qu'à la détermination des causes internes ou générales de cet accident et aux moyens de les combattre. Les améliorations successives apportées à l'emploi de la ligature; les études et les expériences faites sur le mode d'oblitération des artères ; la détermination de la hauteur du vaisseau à laquelle il faut appliquer le fil pour l'éloigner de telle ou telle collatérale, quand on lie un tronc artériel; le degré auquel il faut opérer la constriction du lien ; le choix du mode et du moment du pansement; la détermination des moyens efficaces de compression, de cautérisation, ou des autres ressources d'hémostasie locale: tel est le tribut qu'ont apporté les chirurgiens ou les expérimentateurs. Mais, en examinant ces résultats, on est forcé de convenir qu'ils ont été bien plus inspirés par la considération de l'accident lui-même que par celle de ses causes, et qu'ils témoignent, tout au moins, d'une négligence relative apportée dans l'étude de l'état général du malade, état qui peut néanmoins contenir la raison suffisante de l'écoulement sanguin.

Les hémorrhagies consécutives, envisagées sous le rapport de leurs causes, peuvent être distinguées en locales et en constitutionnelles. Les premières étaient plus communes peut-être à l'époque où l'hémostatique chirurgicale n'avait pas reçu les perfectionnements qu'elle possède aujourd'hui, et qu'on doit à une connaissance plus précise de l'état anatomique du système artériel, du degré de résistance de son tissu et du mode d'application des fils. Si l'on consulte les anciens répertoires de clinique chirurgicale, on voit, en effet, que cet accident était souvent dû à des circonstances locales de ce genre, et c'est à l'enseignement que ces faits ont apporté et aux expériences physiologiques sur les animaux vivants, qu'on doit d'avoir tracé de bonnes règles pour prévenir les hémorrhagies par cause locale. De nos jours, les hémorrhagies consécutives locales sont moins fréquentes qu'autrefois; mais il n'en est peut-être pas de même des constitutionnelles, parce qu'on n'a pas mis le même soin à rechercher leur étiologie et à les combattre d'après les indications tirées de cette source.

Parmi les hémorrhagies constitutionnelles qui compliquent les suites des opérations, on connaît surtout celles qui tiennent à la faiblesse du sujet, à la modification de la composition du sang, à une prédisposition particulière désignée sous le nom de diathèse hémorrhagique, à des influences accidentelles agissant sur l'ensemble de l'organisme, telles que des émotions morales, l'usage intempestif ou prématuré d'aliments ou de boissons excitantes, etc.; mais, bien que la science possède sur ces influences des documents précis, les auteurs de chirurgie ne les signalent qu'avec peu de détails : certains se contentent de les énoncer, comme pour éviter le reproche de les avoir omis, sans donner un développement convenable à leur étude. Les éditeurs de la *Médecine opératoire* de Sabatier, qui ont plus que d'autres reconnu la nécessité d'étudier toutes les causes des hémorrhagies consécutives, consacrent à peine quelques mots à l'exposition de ces variétés d'hémorrhagies constitutionnelles.

Il est surtout d'autres causes générales, qui ne sont pas moins puissantes et qui sont plus souvent méconnues : telles sont celles qui produisent les hémorrhagies fluxionnaires, si bien décrites par M. Lordat (1). Ces hémorrhagies s'accomplissent en révélant une sorte de besoin de l'organisme, soit qu'une

(1) Traité des hémorrhagies.

pléthore relative les occasionne , soit qu'elles se manifestent en
conformité d'une habitude hémorrhagique ou fluxionnaire antérieure. J'ai eu récemment l'occasion d'observer une hémorrhagie de ce dernier genre chez un officier, âgé d'environ
45 ans, sujet à des hémorrhoïdes et que j'avais opéré d'une
fistule à l'anus. Le travail de la cicatrisation fut troublé, chez
ce malade, par une fluxion hémorrhoïdale , qui se produisit
vingt jours environ après l'opération et donna lieu à un écoulement sanguin abondant et opiniâtre. Le même résultat peut
survenir sous l'influence de la disposition fluxionnaire qui se
lie à la menstruation, et favoriser les hémorrhagies consécutives, non-seulement sur les solutions de continuité qui intéres-
sent les organes de la génération , mais même sur des points
plus éloignés. M. le professeur Benoit (1) a recueilli un fait intéressant de ce dernier genre, qui se produisit à l'occasion
d'une opération de cancer mammaire. Pendant le travail de la
menstruation, une hémorrhagie, évidemment liée à l'exercice
de cette fonction, eut lieu à la surface de la plaie du sein, et
ne céda que lorsqu'on eut excité artificiellement un mouvement
fluxionnaire plus actif vers la région génitale.

Nous pourrions multiplier les faits qui démontrent la liaison
de certaines hémorrhagies consécutives avec des causes générales constitutionnelles, mais il n'est pas dans notre intention
d'insister sur toutes les dispositions physiologiques ou pathologiques qui peuvent influer sur la production des hémorrhagies
consécutives; nous désirons spécialement fixer l'attention des
praticiens sur une espèce d'hémorrhagie très-remarquable par
sa marche et son type, et qui se lie à l'existence d'un état morbide souvent étudié à un autre point de vue : nous voulons

(1) **Mémoires de médecine et chirurgie clinique, T. I, p. 234.**

parler des hémorrhagies intermittentes, reparaissant à la surface des plaies avec une périodicité comparable à celle des accès de fièvre.

Cette espèce d'hémorrhagie n'est pas aussi rare qu'on serait porté à le penser d'après le silence des auteurs classiques, et d'après la pénurie des observations particulières conservées dans les archives de la science ; non-seulement il n'en est pas fait mention dans nos livres de chirurgie les plus estimés, mais les auteurs mêmes qui ont étudié d'une manière particulière les maladies à manifestation périodique, ont omis de signaler cette espèce d'hémorrhagie. Ainsi, l'auteur du *Traité des maladies périodiques sans fièvre*, Casimir Médicus, auquel on doit l'inventaire de toutes les affections où la périodicité joue un rôle, et qui a cité plusieurs cas d'hémorrhagie périodique des surfaces muqueuses, ne parle point de celles qui ont lieu sur les plaies ou après les opérations. Ce genre d'hémorrhagie consécutive paraît inconnu ou du moins très-rare dans les hôpitaux de Paris, où l'affection intermittente elle-même est loin de se montrer aussi fréquemment que dans beaucoup de localités de la France. Mais la même immunité n'existe point dans tous les hôpitaux où l'on admet des blessés, et nous sommes porté à penser que si l'on avait attentivement vérifié le caractère des hémorrhagies consécutives survenant chez les blessés qui résident dans des régions où les fièvres intermittentes sont fréquentes ou graves, en Algérie ou à Rome par exemple, on eût rencontré des cas analogues à ceux que nous signalerons bientôt. Quoi qu'il en soit, cet accident consécutif des plaies est passé inaperçu pour la majorité des chirurgiens qui ont écrit sur les hémorrhagies, et si l'on excepte une brève mention faite par le professeur Sanson (1) d'après une thèse de Mont-

(1) Des hémorrhagies traumatiques, Paris, 1836.

pellier, et un très-petit nombre d'observations tronquées ou mal interprétées et qui sont comme égarées dans les journaux de médecine, on n'en trouve aucune description dans les monographies ou dans les traités classiques..

Cette lacune mérite d'autant plus d'être comblée, qu'à Montpellier même, où la connaissance des *hémorrhagies intermittentes des opérés* a été acquise, on n'a rien publié de particulier sur ce sujet, et que les notions qui s'y rapportent sont restées jusqu'à présent dans la tradition clinique, sans qu'on ait réuni les observations spéciales qui en établissent la réalité, et sans qu'on les ait soumises à une interprétation régulière. C'est ce qui nous a déterminé à publier quelques observations recueillies depuis peu de temps dans notre service chirurgical. Les faits que nous rapportons ne sont pas les seuls que nous ayons observés; mais nous n'avons voulu consigner ici que ceux sur lesquels nous avons rédigé des notes précises, qui ne laissent aucun doute sur la réalité du caractère périodique de l'hémorrhagie et sur l'utilité du traitement médical à l'aide duquel cette complication a été enrayée.

Avant de signaler ces faits, nous devons toutefois rappeler les observations, malheureusement trop peu étendues, qui ont été recueillies à diverses époques dans la clinique chirurgicale de Montpellier, et qui sont le seul témoignage écrit d'un fait pratique généralement admis et souvent vérifié dans nos hôpitaux. C'est surtout à Méjean et à Delpech qu'on doit d'avoir signalé cette complication des plaies; leurs observations sont consignées dans des thèses présentées à la Faculté, ou dans le *Mémorial des hôpitaux du Midi*. Nous rapportons textuellement les indications que nous avons pu recueillir.

Le premier cas de ce genre est attribué à Méjean, ancien professeur de clinique externe à Montpellier et l'héritier du chirurgien qui a attaché son nom à une méthode de traitement des fistules lacrymales. Le docteur Sernin, de Narbonne, a consigné ce fait dans une note de sa Dissertation inaugurale (1).

Voici cette note :

« Le professeur Méjean soignait un malade auquel il avait pratiqué l'opération de la taille. Peu de jours après l'opération, il survint une hémorrhagie, contre laquelle furent mis en usage les moyens mécaniques prescrits en pareil cas. L'hémorrhagie se renouvela plusieurs fois, sans cause apparente, et rendit inutiles ces moyens que l'on répétait toujours ; mais, ayant observé une périodicité marquée dans les retours, Méjean donna le quinquina, qui fit cesser l'hémorrhagie en détruisant le génie intermittent. » — « Un chirurgien borné aux connaissances mécaniques, ajoute le docteur Sernin, aurait vainement employé toutes les ressources de son art, et il eût laissé épuiser son malade par une fièvre masquée. »

L'interprétation de ce fait, long-temps isolé dans les annales de l'art, fut confirmée par des observations appartenant à la clinique de Delpech, qui, malheureusement, négligea de les recueillir toutes avec détail et de les coordonner. Nous n'avons extrait des observations publiées par ce célèbre chirurgien qu'un seul exemple de ce genre, intercalé et comme perdu dans un commentaire, sans titre, ajouté à un Mémoire du docteur Grégoire sur les *Fièvres intermittentes*. Ce fait, beaucoup plus complet que celui de Méjean, concerne aussi une hémorrhagie consécutive à une opération de taille. Voici comment s'exprime Delpech :

« En mai 1818, nous avions pratiqué l'opération de la taille sous-pubienne à un magistrat âgé de 72 ans, d'une constitution

(1) Des qualités du chirurgien, an X.

fort débile , et que de longues souffrances avaient jeté dans une faiblesse et un amaigrissement extrêmes. Le huitième jour de l'opération , le tissu cellulaire du périnée , que nous sommes dans l'usage de ne couper que vers le point central de la plaie , avait , comme à l'ordinaire , rapproché par son engorgement les deux côtés de la prostate déchirée à dessein , restitué de la sorte le col de la vessie et rétabli l'émission de l'urine par le canal de l'urètre. Tout promettait une guérison rapide , lorsqu'à midi on vint nous prévenir que le malade perdait du sang. Nous fûmes étonné d'un évènement aussi extraordinaire ; nous accourûmes , mais l'hémorrhagie avait cessé et n'avait consisté que dans la distillation de quelques gouttes que la surface de la plaie avait fournies.

» Le neuvième jour, à la même heure , nouvelle hémorrhagie ; elle avait été plus abondante, le malade avait perdu environ trois onces de sang venant de la même source et ayant déjà cessé de couler. Cet évènement nous donna d'autant plus à penser, que nous trouvâmes au malade les membres un peu froids et le pouls serré et fréquent ; plus tard même il eut un peu de réaction. Des fièvres intermittentes régnaient en ce moment ; mais ce jour-là et à la même heure , on avait eu l'imprudence , malgré nos instructions, de refaire le lit du malade ; il avait eu de l'effroi par l'accident qui était survenu ; la débilité de sa constitution ne permettait pas de hasarder une médication importante, qui pouvait avoir ses inconvénients , ses dangers , si elle n'était pas fondée sur des indications positives. Nous attendîmes donc le lendemain, mais ce ne fut pas sans inquiétude.

» Le dixième jour, à midi , l'hémorrhagie se renouvela spontanément et malgré le plus parfait repos ; elle provenait évidemment d'un suintement abondant de toute la surface de la plaie , laquelle heureusement était oblitérée du côté de la vessie ;

car il se serait fait sans cela un épanchement bien pénible dans la cavité de cet organe. Mais, cette fois, l'hémorrhagie fut précédée d'un frisson marqué, et la quantité de sang perdu fut énorme. Le malade courut de grands dangers, car rien ne put réprimer l'hémorrhagie, qui s'arrêta d'elle-même, comme les deux jours précédents, mais en laissant le malade dans une prostration extrême.

» Il n'en fallait pas tant pour reconnaître une fièvre intermittente pernicieuse hémorrhagique et presque entièrement larvée ; aussi, dès la cessation de l'hémorrhagie, nous commençâmes l'usage intérieur de la résine de quina, dont le malade prit deux gros en quatre fois, de quatre en quatre heures.

» Le onzième jour, à midi, nouvelle hémorrhagie, mais de quelques gouttes seulement et accompagnée d'un peu de chaleur et de fréquence dans le pouls. A deux heures, la potion fébrifuge fut reprise ; elle ne contenait qu'un gros de résine. Elle fut aussi bien supportée que la veille : le malade n'eut ni soif ni dévoiement.

» Le douzième jour, l'hémorrhagie ne reparaît pas, mais la plaie est un peu douloureuse et injectée : continuation de la potion avec un gros.

» Les deux jours suivants, le malade consomme un scrupule seulement. L'appétit reparaît, la plaie se resserre ; elle est entièrement guérie le vingtième (1). »

A côté de cette observation, parfaitement concluante, nous signalerons un cas d'hémorrhagie périodique observé dans le service du même chirurgien, et relaté d'une manière trop brève dans la thèse de M. Daniel (2) : il s'agit d'un cas d'extirpation

(1) Mémorial des hôpitaux du Midi, T. I, p. 326.
(2) Essai sur les hémorrhagies. Montpellier, 1832.

de la langue, suivie quelques jours après d'une hémorrhagie intermittente.

« Un jeune homme, dit l'auteur de la thèse, subit l'extirpation de la langue pour un cancer de cette partie. Au bout de quelques jours, survient une hémorrhagie que l'on arrête avec le cautère actuel. Le lendemain, nouvelle hémorrhagie à la même heure : on remarque les symptômes d'une fièvre intermittente larvée. Le quinquina est administré, et l'hémorrhagie ne reparaît plus. »

Bien que les détails de cette observation soient insuffisants, ils se rapportent à un fait authentique que nous avons entendu citer à Delpech lui-même, et dont les détails nous ont été d'ailleurs confirmés par notre collègue et ami M. Boyer, qui en a été témoin pendant son internat à l'hôpital Saint-Eloi. Nous avons appris de source certaine que des cas analogues avaient été plusieurs fois remarqués dans le service chirurgical de notre ancien collègue M. Serre ; mais nous n'avons pu nous procurer des documents précis sur ces faits, dont il avait négligé de relever les détails au moment où ils se passaient à la clinique.

Comme on a pu le remarquer en lisant les récits qui précèdent, les cas connus d'hémorrhagies périodiques consécutives se rapportent à des opérations pratiquées sur des parties où on ne lie pas ordinairement des vaisseaux : ainsi, dans des opérations de taille faites par Méjean et Delpech, il n'est pas fait mention de ligature d'artère. La même absence de ligature eut lieu à la suite de l'extirpation de la langue, où des vaisseaux assez volumineux durent être intéressés. Cette circonstance a pu favoriser la production de l'hémorrhagie et ajouter une prédisposition locale à la production même de l'écoulement sanguin, indépendamment de la cause qui rendait son retour périodique. D'autres prédispositions locales peuvent aussi faciliter la perte sanguine ; mais il sera toujours facile de s'assurer que l'état de la plaie n'exerce, dans ces cas, qu'une influence accessoire, et que la véritable cause réside dans la disposition générale, en considérant qu'elle seule peut imprimer la périodicité aux phénomènes morbides. Ce caractère nous paraît d'une entière évidence dans les cas suivants, recueillis dans notre service clinique à différentes époques, et qui se rapportent tous à des hémorrhagies intermittentes consécutives à des amputations.

PREMIÈRE OBSERVATION.

Amputation du premier métatarsien pour une carie ; hémorrhagie consécutive intermittente. — Guérison par l'administration du sulfate de quinine.

Monnier (Magdeleine), journalière, âgée de 18 ans, née à Eyguières (Bouches-du-Rhône), est entrée à l'hôpital Saint-Eloi le 8 juin 1845. Cette jeune fille, qui avait eu dans son enfance quelques atteintes de la maladie scrofuleuse, avait éprouvé, depuis cinq mois environ, une entorse du pied droit. Cet accident avait paru céder aux moyens ordinaires ; mais, la marche ayant eu lieu trop tôt, il survint un engorgement dans les articulations du pied et des phénomènes inflammatoires qui prirent bientôt le caractère chronique, en se limitant spécialement vers la première articulation métatarso-phalangienne. Une tumeur se forma dans ce point et prit les apparences de la fluctuation ; mais son ouverture ne donna issue qu'à du pus mal élaboré, qui continua à s'écouler par l'ouverture devenue fistuleuse. Dès son entrée à l'hôpital, la jeune malade fut explorée avec soin, et il fut facile de reconnaître qu'il s'agissait d'une carie de l'articulation, étendue jusqu'à quelques centimètres vers l'os métatarsien. Un traitement anti-scrofuleux par le muriate d'or, la décoction de feuilles de noyer, les bains alcalins n'ayant nullement enrayé les progrès de la maladie, l'amputation du premier os métatarsien fut jugée indispensable, et fut pratiquée le 28 juin.

Je fis, sur la face dorsale de l'os malade, une incision en V dont le sommet correspondait un peu en avant de l'articulation cunéo-métatarsienne, et dont les branches, ramenées jusque sur les côtés de la phalange en longeant l'os vers ses côtés interne et externe, se réunissaient par une incision courbe passant au-dessous du gros orteil, de manière à respecter les parties molles de la région plantaire et à circonscrire l'os dans une coupe ovalaire. Une section oblique fut faite avec la scie ; des os sésamoïdes hypertrophiés et cariés furent aussi extraits du fond de la demi-gouttière de parties molles résultant de l'amputation ; deux ligatures furent faites, et les bords de cette plaie étant rapprochés, on les maintint par les moyens et le pansement ordinaires. Nous examinâmes l'os altéré aussitôt après l'opération, et nous remarquâmes qu'il était ramolli et présentait cette couleur jaune particulière qui coexiste avec l'infiltration huileuse des os. Transportée aussitôt dans son lit, la jeune malade, qui avait témoigné une vive sensibilité, prit quelques cuillerées d'une potion calmante, et fut soumise au régime habituel des opérés.

Le 1er juillet, la malade, qui n'avait jusque-là présenté aucun phénomène insolite, fut prise dans la soirée d'un tremblement fébrile suivi de chaleur générale et d'un mouvement fluxionnaire local, avec douleur. A la visite du lendemain, je trouvai l'appareil fortement imbibé de sang ; une hémorrhagie avait eu lieu au déclin de l'accès. Le pansement fut pratiqué avec précaution, aucune ligature n'était tombée. Dans la soirée, les mêmes phénomènes se reproduisirent et furent accompagnés d'une

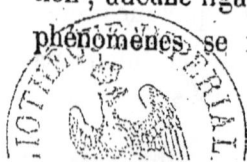

nouvelle hémorrhagie. Je commençai à soupçonner l'existence d'une fièvre intermittente quotidienne, tenant l'hémorrhagie sous sa dépendance ; néanmoins, comme la perte de sang avait été peu considérable, je jugeai à propos d'attendre un jour de plus. Le 3, l'accès fébrile et l'hémorrhagie reparurent à la même heure avec plus d'intensité. A dater de ce moment, je doutai d'autant moins du caractère de cet accident, que la malade venait d'un pays où les fièvres périodiques sont endémiques. Je prescrivis le sulfate de quinine à la dose de 60 centigrammes, dans la journée du 4, et l'hémorrhagie ne reparut pas plus que les phénomènes généraux. Le médicament fut administré encore pendant quelques jours pour assurer l'effet obtenu. La plaie, jusqu'à ce moment blafarde et grisâtre, ne tarda pas à changer complètement d'aspect ; elle se recouvrit de bourgeons charnus vermeils, et la suppuration devint à la fois homogène et peu abondante. La cicatrisation ne se fit pas attendre : l'opérée sortit guérie le 27 juillet, un mois après l'opération.

Cette observation, où nous pourrions trouver à remarquer divers détails chirurgicaux dignes d'intérêt, notamment le ramollissement jaune de la substance osseuse du premier métatarsien, et la carie des os sésamoïdes placés dans l'épaisseur des tendons du muscle fléchisseur du gros orteil, doit surtout fixer notre attention en ce qui concerne le caractère de l'hémorrhagie. Cet accident ne dépendait pas, évidemment, du mouvement fluxionnaire qui succède aux opérations ; car, bien que la malade, douée d'une vive sensibilité, eût été en proie à un spasme assez prononcé pendant la durée de l'opération qu'elle avait subie, et qu'en raison de cette concentration, les vaisseaux, cédant à une expansion ultérieure, eussent pu donner lieu à un suintement sanguin, ce résultat n'avait pas été observé et la fièvre traumatique primitive avait été très-modérée : d'ailleurs, l'hémorrhagie ne s'était produite que le cinquième jour. On ne saurait davantage attribuer cette hémorrhagie à la chute prématurée des ligatures, car je remarquai pendant le pansement qui devint nécessaire après la première hémorrhagie, qu'aucune ligature n'était tombée. Au reste, il était évident, par l'aspect même de la plaie et par la manière dont l'hémorrhagie s'était faite, qu'elle dépendait d'une exhalation sanguine opérée sur toute l'étendue de la surface traumatique, et qu'elle ne provenait nullement, soit de la pédieuse, soit des autres artères d'un certain calibre qui avaient dû être liées. La nature des phénomènes généraux qui précédèrent l'hémorrhagie était significative : la malade est prise tout-à-coup dans la soirée d'un tremblement fébrile, suivi de chaleur générale; pendant la réaction, le pied devient chaud, la plaie est douloureuse, et la malade se sent mouillée par du sang qui s'infiltre dans les pièces de l'appareil. Le lendemain, à la même heure, mêmes phénomènes. La compression ne suffit pas pour empêcher cette hémorrhagie, qui se reproduit une troisième fois avec un appareil de symptômes identiques à ceux des journées précédentes, et où l'on ne peut méconnaître les caractères d'une fièvre intermittente quotidienne. Comment celle-ci s'était-elle développée? Nous devons considérer que la jeune malade, qui venait des environs d'Arles et qui avait été occupée aux travaux de la campagne, avait dû subir l'influence des causes qui, dans ce pays, rendent les fièvres intermittentes si communes. Quoi qu'il en soit, l'administration du sulfate de quinine enraya simultanément et les accès et l'hémorrhagie; et c'est seulement à dater de l'administration de ce remède, que la malade entra franchement dans la voie de la guérison.

DEUXIÈME OBSERVATION.

Lésion organique complexe de l'articulation tibio-tarsienne et du tiers inférieur des os de la jambe ; amputation au lieu d'élection ; hémorrhagie consécutive intermittente enrayée par le sulfate de quinine.

Antoine Lignon, maître d'école à Cessenon (Hérault), âgé de 36 ans, d'une constitution détériorée, entra à l'hôpital St.-Éloi, le 7 décembre 1845, pour se faire amputer la jambe droite. L'origine de la maladie qui exigeait cette opération remontait à l'enfance du sujet. Il avait présenté, dès les premières années de sa vie, les phénomènes de l'affection scrofuleuse, et sa jambe droite avait été particulièrement le siége de nécroses et d'abcès restés long-temps fistuleux. Cette lésion avait paru néanmoins se guérir pendant quelques années, lorsqu'elle se renouvela avec plus de violence après la puberté, fit des progrès incessants, et se manifesta par un gonflement considérable de l'articulation tibio-tarsienne, avec formation d'abcès, suivie de destruction de l'astragale, d'une nécrose du tibia, de trajets fistuleux aboutissant à des excavations osseuses et de suppurations intarissables, qui rendirent l'amputation absolument nécessaire. L'état général du malade n'était pas d'ailleurs très-satisfaisant : il éprouvait des sueurs nocturnes abondantes et une oppression qui nous firent un devoir d'examiner minutieusement la poitrine ; mais cet examen nous convainquit que les organes pulmonaires étaient sains, et que la dyspnée ne tenait qu'à la déformation du thorax, subordonnée elle-même à une scoliose.

L'amputation de la jambe, pratiquée le 17 décembre 1845, ne présenta aucun incident remarquable, et eut des suites immédiates régulières. Tout se passa bien jusqu'au quatrième jour, où les pièces extérieures de l'appareil furent renouvelées : aucun suintement sanguinolent ne s'était fait ; le moignon n'offrait ni gonflement inflammatoire, ni distension occasionnée par des caillots entre les lèvres de la plaie.

Le 20 décembre, vers six heures du soir, l'opéré fut pris d'un violent frisson, suivi d'une période de chaleur proportionnée; il se fit une légère hémorrhagie pendant ce stade de l'accès de fièvre. Au pansement du lendemain, on se contenta d'absterger le moignon et d'enlever quelques points de suture; dans la soirée, il y eut reproduction du même accident et hémorrhagie plus intense, qui affaiblit beaucoup le malade. On enleva l'appareil pour vérifier si quelque ligature avait cédé ou si quelque vaisseau non lié donnait du sang; mais l'hémorrhagie parut capillaire et se faisait par la surface du moignon : une légère compression suffit pour la suspendre.

A la visite du 22 décembre, le sulfate de quinine fut prescrit à la dose de 80 centigrammes, distribués par pilules d'un décigramme; mais le malade ne put en prendre assez pour empêcher un troisième accès. Toutefois, celui-ci fut notablement affaibli dans son intensité, et l'hémorrhagie concomitante se réduisit à un léger suintement.

Le lendemain, le sulfate de quinine, administré à la même dose et plus régulièrement, empêcha le retour de l'accès et de l'hémorrhagie.

Nous continuâmes quelques jours encore l'usage de ce médicament, dont l'effet fut très-favorable. Rien de particulier ne se manifesta pendant la durée de la cicatrisation, qui était complète un mois après l'amputation. Le malade quitta l'hôpital à la fin du mois de janvier 1846.

Cette seconde observation nous montre encore un exemple d'hémorrhagie intermittente évidemment liée à des accès de fièvre de même nature. Nous ferons remarquer, à cette occasion, que l'opéré avait été placé dans la salle Saint-Jean, qui, en raison de son indépendance, était spécialement destinée aux malades payants, mais qui est peut-être la moins salubre de l'hôpital Saint-Éloi, à cause de sa mauvaise aération, de sa position dans une partie basse, et peut-être de sa proximité du bassin où l'on élève les sangsues. Quoi qu'il en soit, nous avons souvent remarqué que les opérés, les amputés surtout, qui étaient placés dans cette salle, étaient souvent pris de fièvre intermittente, et par suite d'hémorrhagie ou de résorption purulente, et que la mortalité était proportionnellement plus grande chez eux que chez les opérés traités dans la salle des blessés du deuxième étage, où toutes les conditions de salubrité sont remplies et où presque toutes nos amputations sont suivies de succès. Nous ferons la même remarque pour la salle des femmes blessées, qui se trouve dans des conditions à peu près analogues à celles de la salle Saint-Jean, et où la proportion des succès à la suite des opérations est un peu moins considérable que chez les blessés de la grande salle Saint-Éloi.

D'après ces remarques, nous pensons que le malade dont nous venons de citer l'histoire a subi l'influence du lieu où il recevait des soins, et qu'il a été ainsi prédisposé à contracter cette fièvre intermittente dont les accès ont suscité l'hémorrhagie. Le phénomène initial de l'accident qui a fixé notre attention, fut un violent frisson, et nous eûmes d'abord la crainte qu'il ne marquât le début d'une résorption purulente. Nous fûmes presque rassuré sur ce point lorsque nous vérifiâmes la production d'une hémorrhagie, car cet accident nous parut le témoignage d'une prédominance du mouvement d'expansion sur celui de concentration, circonstance qui ne se retrouve pas au même degré lorsque la résorption purulente se manifeste. Le frisson est très-intense dans ce cas, mais la réaction qui lui succède est incomplète, à forme insidieuse et ordinairement suivie d'une sueur irrégulière et visqueuse ; les frissons, quoique comparables par leur retour à celui des fièvres intermittentes, ne se reproduisent pas avec une parfaite périodicité. Il n'en est pas ainsi dans les cas où l'hémorrhagie a lieu, lorsqu'elle est véritablement liée à une fièvre intermittente : elle se produit avec la régularité qu'affectent les accès de celle-ci ; elle survient pendant la période de chaleur, et elle semble remplacer la sueur qui termine ordinairement ces accès. Nous n'avons du moins observé en aucune manière de période de sueur, ni chez le malade qui nous fournit le sujet de ces réflexions, ni chez les autres dont nous rapporterons ultérieurement l'histoire, en sorte que l'hémorrhagie nous paraît représenter la crise naturelle de l'accès. Sous ce rapport, son pronostic est infiniment plus favorable que celui de la résorption purulente, avec laquelle elle semble être en antagonisme. Ce pronostic ne peut être rendu grave que par l'intensité même de l'accès ; mais, si l'on prend en considération la nature de sa cause et le précieux secours que présente dans ce cas l'administration du quinquina, on peut reconnaître qu'il est plus facile d'en triompher qu'il ne l'est d'enrayer les phénomènes de la résorption purulente. L'administration du sulfate de quinine produisit chez notre malade un effet évident et salutaire ; on put même reconnaître la corrélation qui se manifesta entre l'élévation de la dose du médicament et l'intensité de la maladie qu'il était destiné à combattre. Dès le premier jour, la quantité de sulfate de quinine que le malade devait prendre ne put être donnée en totalité, par le fait de circonstances particulières : l'hémorrhagie ne fut qu'affaiblie ; la dose fut augmentée le lendemain, et l'hémorrhagie cessa complètement. Il était d'autant plus important de ne pas négliger l'administration de l'anti-périodique chez notre malade, qu'il était très-affaibli et que l'intensité de l'accident, ainsi que sa réitération, auraient pu être pour lui la source d'un danger immédiat; celui-ci fut heureusement conjuré par l'emploi opportun du sulfate de quinine, et, à dater de ce moment, les phénomènes qui annoncent la guérison se prononcèrent de plus en plus. L'organisme reprit de l'énergie, et la plaie, subissant l'influence d'une meilleure disposition générale, se cicatrisa promptement.

TROISIÈME OBSERVATION.

Sphacèle de la jambe à la suite d'une fracture compliquée du fémur; amputation de la cuisse; hémorrhagie intermittente consécutive; administration du sulfate de quinine.—Guérison.

Un jeune homme de 24 ans, le nommé Jean Deler, terrassier, était occupé à décharger des pierres placées sur une charrette. Un mouvement mal combiné fit détacher inopinément une grosse pierre qui renversa cet ouvrier, fit une contusion à sa poitrine et tomba sur sa cuisse gauche, qui fut pour ainsi dire écrasée sur le sol. Il en résulta une fracture à fragments multiples, dont le moyen était divisé dans le sens longitudinal. Deler fut apporté à l'hôpital Saint-Eloi le 1er juillet 1848. Les soins qui lui furent donnés ne purent enrayer les conséquences de la grave lésion qu'il avait subie; la jambe se sphacéla, et il fallut pratiquer l'amputation de la cuisse très-haut, c'est-à-dire dans le point exigé par la lésion osseuse, qui remontait jusques au-dessous du petit trochanter. Nous avons raconté ailleurs les détails de cette lésion et de l'amputation qui fut nécessaire (1); nous n'insisterons présentement que sur les

(1) Voy. notre Mémoire sur les fractures longitudinales du corps des os longs (*Union médicale*, Paris 1850).

suites de l'opération , qui furent pendant quelques jours compromises par une hémorrhagie qui prit le caractère inter-mittent, et dont la reproduction eut lieu avec le type tierce.

L'amputation de la cuisse avait été faite sous l'influence de l'éthérisation, vingt-deux jours après l'accident. Le malade fut traité comme de coutume ; seulement , je recommandai une surveillance active, d'après l'idée que la ligature , placée sur des artères comprises dans l'épaisseur d'un membre qui avait été enflammé par le fait de la fracture , pourrait se détacher prématurément et exposer à des hémorrhagies consécutives. Les choses se passèrent d'abord très-régulièrement. Le lende-main, il y eut une réaction légère. Au premier pansement, qui eut lieu le 4 août, le moignon était dans un état satisfaisant : la réunion était faite dans une très-grande étendue ; il ne s'écoulait un peu de pus que vers la partie moyenne. Le rétablissement se poursuivait, lorsque le malade, ayant reçu le 12 août la visite de ses parents, éprouva une vive émotion et fit un écart de régime, double circonstance qui ne pouvait qu'influer fâcheusement sur son état.

Le soir même , entre huit et neuf heures , un mouvement fébrile se déclara et fut promptement suivi d'une hémorrhagie qui avait le caractère artériel : l'application de la glace sur le moignon arrêta le sang. Le lendemain , il ne se passa rien de particulier. On soumit le malade à un régime sévère , et l'on continua l'application de la glace. Le 14, je me bornai à déterger le moignon souillé par le sang ; les réfrigérants , aidés d'une compression modérée, furent continués. La journée s'était bien passée , lorsque le soir, à la même heure que l'avant-veille, il se produisit un second mouvement fébrile suivi d'une nouvelle hémorrhagie, qui fut arrêtée par la compression exercée sur l'artère crurale. Le retour périodique de la fièvre et de l'hémorrhagie fixèrent alors notre attention. J'avais déjà prescrit, indépendamment des moyens locaux, un traitement tonique et des astringents internes, mais ces moyens devenaient insuffisants en présence de l'indication nouvelle. J'ajoutai, en conséquence, pour la journée du 16, et en prévision d'une hémorrhagie pour le soir, six pilules contenant chacune 1 décigramme de sulfate de quinine, à prendre seulement de deux heures en deux heures. Cette médication eut pour effet de diminuer la fièvre et l'hémorrhagie, qui n'en reparurent pas moins à la même heure. Le lendemain 17, le malade était affaibli, agité ; le moignon était pâle dans quelques points et violacé dans d'autres, à cause de l'infiltration sanguine. (Pansement simple ; lotion tonique, limonade minérale alternée avec la tisane de ratanhia édulcorée avec le sirop de grande consoude ; vin de quinquina ferrugineux, bouillons acidulés.) Le lendemain, je fis administrer de nouveau les pilules de sulfate de quinine, et un aide fut par précaution placé à demeure auprès du malade, avec recommandation de comprimer la crurale, en cas de retour de l'hémorrhagie ; mais ni la fièvre ni l'hémorrhagie ne reparurent, et on ne remarqua chez le malade qu'une grande dépression des forces. Désormais tous les moyens eurent pour but de redonner au malade l'énergie nécessaire : la médication tonique fut maintenue ; le moignon fut pansé avec le cérat camphré ; la charpie fut imbibée d'une solution légère de chlorure de chaux, pour remédier à l'effet de la décomposition du pus. Une amélioration eut lieu. Néanmoins, le 26, une nouvelle cause, la diarrhée, vint affaiblir de nouveau le malade. Cette complication fut enrayée par un traitement convenable. A dater de ce moment, tout rentra dans l'ordre : la suppuration diminua et prit un meilleur aspect, la plaie perdit sa couleur blafarde et se couvrit de bourgeons charnus, qu'il fallut bientôt réprimer avec le nitrate d'argent. Enfin, les forces et l'appétit du malade reparurent, et, vers le milieu de septembre, Deler sortit de l'hôpital complètement guéri.

L'hémorrhagie intermittente qui s'est développée chez ce malade est digne d'attention sous les rapports de ses causes déterminantes, de son type, de ses rapports avec la fièvre et de sa gravité.

Eu égard aux circonstances qui ont influé sur son développement, on doit noter une émotion morale vive, occasionnée au malade par la visite de ses parents et par un écart de régime. Ces causes sont, comme on le sait, au nombre des plus fréquentes parmi celles qui suscitent la production de l'hémorrhagie consécutive. Mais leur influence se borne à la production d'une hémorrhagie, par suite de l'action qu'elles exercent sur la circulation; elles ne peuvent rien sur la périodicité de l'écoulement sanguin, et si celui-ci reparaît avec régularité, c'est qu'une disposition morbide générale favorise sa réapparition. Dans ce cas, l'affection interne que nous signalons n'a pas présenté le caractère complet d'un accès de fièvre, dont l'hémorrhagie aurait été le dernier stade ou la crise. Nous n'avons pas observé, en effet, le frisson primitif qui caractérise un accès de fièvre complet; l'état fébrile a consisté uniquement dans la force et l'accélération du pouls, avec chaleur générale, sans être précédé de la période de concentration qui appartient au début des accès. On ne saurait douter cependant de la réalité d'une affection fébrile intermittente, lorsqu'on remarque la périodicité qu'a présentée chez notre malade l'accident dont nous recherchons la pathogénie. L'hémorrhagie s'est effectuée chez lui tous les deux jours, à la même heure, en suivant le type tierce, qui est l'un des plus communs et des mieux caractérisés des fièvres intermittentes. Nous voyons, en conséquence, les symptômes propres à la fièvre s'effacer, dans le cas actuel , s'amoindrir, pour ainsi dire, en manquant d'un de ses stades , et prendre cette forme insidieuse et incomplète des fièvres dites larvées , dans lesquelles les caractères distinctifs de l'accès sont masqués sous la prédominance d'une affection coexistante. Le fait que nous avons rapporté nous montre le premier degré de ces fièvres suivies d'hémorrhagie par une surface traumatique, et dans lesquelles l'accident tend à prédominer sur la forme fébrile proprement dite; un degré de plus, et on n'a que l'hémorrhagie intermittente sans symptômes fébriles précurseurs ou coexistants, comme nous le verrons dans l'observation suivante. Mais peut-on méconnaître la filiation de la fièvre et de l'hémorrhagie , quand on étudie cet enchaînement , et quand on suit, dans l'analyse de divers cas du même genre, la série des rapports qui existent entre l'accès fébrile et l'hémorrhagie, et qu'on voit d'abord l'accès complet avec frisson initial, chaleur et hémorrhagie remplaçant la sueur; puis, dans un autre cas, la disparition du frisson ; enfin , dans d'autres cas, l'hémorrhagie seule , sans phénomènes précurseurs , mais se reproduisant avec une intermittence régulière, et révélant ainsi ses rapports avec une fièvre larvée dont elle est alors la seule manifestation ?

Dans l'observation précédente, l'hémorrhagie fut non-seulement remarquable par son type et sa prédominance, mais elle dut surtout fixer notre attention en raison de sa gravité. L'écoulement sanguin avait été abondant : il présentait le caractère artériel, il provenait d'une surface traumatique très-étendue et à laquelle aboutissent les vaisseaux volumineux de la partie supérieure du membre pelvien ; il était donc urgent de remplir les indications immédiates et d'opposer un obstacle local à l'hémorrhagie, en même temps que sa cause interne devait être attaquée. De là, les précautions que nous avions prises d'appliquer de la glace sur le moignon, de comprimer la crurale, et de placer un aide à demeure auprès du malade pour parer à tout accident. L'administration du quinquina n'est puissante que pour empêcher le retour de l'accident, mais elle ne peut rien sur son actualité, et il eût été imprudent de se borner à cet agent médicamenteux. Nul doute, cependant, que le sulfate de quinine n'ait été le moyen principal de guérison, en empêchant le molimen hémorrhagique de se reproduire, ce dont on ne saurait douter en remarquant la relation qui a existé entre son emploi et la décroissance de l'hémorrhagie.

QUATRIÈME OBSERVATION.

Tumeur encéphaloïde du deuxième métacarpien de la main droite ; ablation par la méthode ovalaire ; hémorrhagie intermittente quotidienne dès le troisième jour de l'opération ; sulfate de quinine. — Guérison.

Françoise Lapierre, de Romans (Isère), est entrée à l'hôpital Saint-Éloi le 18 novembre 1851, et a été placée au N° 3 de la salle Notre-Dame. Cette femme, âgée de 34 ans, est douée d'une assez bonne constitution et d'un tempérament lymphatico-sanguin ; elle affirme n'avoir jamais eu d'autre maladie que celle qu'elle porte à la main. On ne constate, en effet, chez elle aucune trace d'affection scrofuleuse ou syphilitique, et elle déclare n'avoir connu, soit chez ses parents directs, soit chez des collatéraux, aucune personne qui ait été atteinte d'une maladie cancéreuse ; elle a été seulement atteinte de douleurs rhumatismales récentes dont elle s'est très-bien rétablie. Sa santé paraissait excellente, lorsqu'au mois de juin 1851, en arrachant des herbes dans un jardin, elle appuya fortement sur l'index de la main droite, et éprouva une douleur assez vive dans l'articulation métacarpo-phalangienne correspondante. Une tumeur ne tarda pas à se développer dans le trajet du second os métacarpien, et elle prit un volume qui s'accrut graduellement. Les douleurs ressenties par la malade dans la tumeur étaient peu intenses, et elle a même pu se servir de sa main jusqu'au moment où le gonflement des tissus a gêné le jeu des muscles qui se rendent aux doigts. Depuis six mois, la malade a subi divers traitements, qui tous ont été impuissants à arrêter les progrès de la maladie. Elle a pris successivement de l'huile de foie de morue, de l'iodure de potassium, de la tisane de salsepareille, des bains toniques. On a fait aussi sur la tumeur diverses applications topiques qui n'ont produit aucun résultat ; en dernier lieu, on a pratiqué à la tumeur une ponction qui n'a donné issue qu'à un sang grumeleux et épais, sans mélange de pus.

Voici l'état de la malade au moment de son entrée à l'hôpital : tumeur d'une forme ovoïde, du volume d'une orange, faisant relief sur toute la face dorsale du deuxième métacarpien du côté droit, ainsi que vers la portion correspondante de la face palmaire, refoulant sur ses côtés le premier et le troisième métacarpien, qui ne peuvent être rapprochés. En bas, sa limite correspond à l'articulation métacarpo-phalangienne ; en haut, elle s'arrête au niveau du carpe. Le gonflement des parties périphériques de la tumeur lui donne un volume apparent plus considérable que ne l'est réellement la tumeur elle-même ; au toucher, elle est molle, pâteuse et offre une sensation de fausse fluctuation. Au point culminant de la tumeur, entre le pouce et l'index, existe la trace de la ponction qui avait été pratiquée et qui ne s'est point cicatrisée : plusieurs fois du sang s'est écoulé par cette ouverture, parfois en jet continu, mais jamais saccadé, comme celui du sang artériel. Un stylet introduit par cette ouverture pénètre sans difficulté dans le tissu de la tumeur. On ne rencontre aucune résistance au niveau du métacarpien, qui paraît ramolli et détruit presque complètement. Les douleurs qui accompagnent cette tuméfaction sont modérées ; elles n'ont eu que rarement le caractère lancinant.

Après plusieurs jours d'observation et d'exploration, destinés surtout à établir les limites où il fallait circonscrire l'opération, nous proposâmes à la malade d'enlever la tumeur, en conservant le reste de la main, ce qui fut accepté d'autant plus volontiers qu'elle craignait qu'il ne fût nécessaire d'amputer dans l'articulation du poignet. Le 24 novembre, Françoise Lapierre a été préalablement éthérisée, après avoir été placée dans la position horizontale. Après quelques minutes, l'insensibilité était complète. J'ai pratiqué alors une incision ovalaire commençant sur le dos de la main, au niveau de l'extrémité supérieure du deuxième métacarpien, descendant vers la commissure du pouce et de l'indicateur, pour circonscrire ce dernier à sa base, et remonter vers la région dorsale de la main jusqu'à son point d'origine. Après la section de la peau, j'ai coupé les tendons extenseurs et fléchisseurs qui vont à l'indicateur, et qui étaient fortement soulevés par la tumeur. Le bistouri a pu alors être engagé dans l'espace interosseux, de manière à isoler la masse morbide, tout en ménageant les organes qu'il était essentiel de respecter, notamment le muscle adducteur du pouce et l'artère radiale, au point où elle pénètre dans la paume de la main, entre le premier et le second métacarpien. L'extrémité supérieure de ce dernier a été réséquée avec les cisailles de Liston. La tumeur était enkystée ; son ablation a pu être rapide et complète. Les artères intéressées, et spécialement les dorsales du carpe et du métacarpe, ont été liées ; les bords de la plaie ont été rapprochés et maintenus par la suture et l'appareil ordinaire pour la réunion.

L'examen de la tumeur nous a révélé, conformément à notre diagnostic, la présence d'un tissu encéphaloïde ramolli à son centre et présentant une sorte d'excavation remplie de sang. Le deuxième métacarpien, qui avait été sans doute le point de départ de la maladie, avait complètement disparu dans ses quatre cinquièmes inférieurs; il ne restait de partie osseuse qu'à l'extrémité articulaire carpienne, où la section avait été faite : la masse morbide était parfaitement circonscrite par une enveloppe fibreuse.

Une potion calmante est administrée à la malade immédiatement après l'opération. Le reste de la journée et la nuit se passent sans accidents.

Le lendemain 25, la malade est assez bien, le pouls est fréquent; elle n'éprouve qu'une légère douleur à la main; pas de chaleur dans le membre supérieur; la langue est blanchâtre. (Bouillons, crème de riz, limonade.) Le 27, on change l'appareil à la visite du matin. Les pièces de cet appareil sont imbibées d'une humeur séro-sanguinolente, mais il n'y a pas de trace d'hémorrhagie proprement dite. L'aspect de la plaie est satisfaisant; mais il existe un léger embarras gastro-intestinal, et la malade éprouve plus d'anxiété que n'en comporte son état apparent.

La nuit du 27 au 28 est bonne; mais, dans la matinée de ce dernier jour, à sept heures, il se produit spontanément, et sans qu'il y ait de fièvre concomitante, une hémorrhagie légère qui exige le renouvellement des pièces du pansement. La perte de sang ayant été peu abondante, on ne prescrit rien de particulier pour l'arrêter ou la prévenir. La malade continue les bouillons et la tisane d'orge ; elle prend un lavement dans la journée, qui se passe sans douleur et sans fièvre.

Le lendemain 29, après une bonne nuit et sans phénomènes

prodromiques, il se produit, à sept heures du matin, une hémorrhagie très-considérable avec syncope, qui exige l'emploi du
tourniquet sur l'artère humérale. Au moment de la visite (sept
heures trois quarts), toutes les pièces de l'appareil sont imbibées de sang, les draps et les coussins placés sous la main en
sont imprégnés. Le pansement est fait avec soin; la plaie est
abstergée; on enlève plusieurs points de suture qui sont tiraillés,
à cause de la présence des caillots qui remplissent la plaie.
Des boulettes de charpie sont appliquées vers l'angle supérieur
de celle-ci; la compression locale est faite méthodiquement, et
on recommande l'application de la glace, si l'écoulement de
sang reparaît dans la journée. Dans la prévision d'une hémorrhagie intermittente, je prescrivis en outre 8 pilules contenant
chacune 1 décigramme de sulfate de quinine et 5 centigrammes
de thridace, à administrer depuis deux heures de l'après-midi;
la malade doit prendre, en outre, de la tisane de ratanhia et
des bouillons acidulés.

La journée se passe bien, et le lendemain, à l'heure redou-
tée, aucune hémorrhagie ne se produit. La malade, quoique
faible, se trouve bien.

On lui fait les mêmes prescriptions que la veille, mais elle
néglige de prendre ses pilules de sulfate de quinine.

Le lendemain 1er décembre, à sept heures du matin, l'hémorrhagie se renouvelle. Bien que la perte de sang soit moins
considérable que l'avant-veille, Françoise Lapierre en est très-
affaiblie. Pendant le pansement, l'hémorrhagie, qui avait cessé
par la compression, se reproduit. La malade éprouve des en-
vies de vomir et une lipothymie. On lui donne *illicò* quelques
cuillerées d'une potion tonique; un pansement compressif est fait
avec rapidité, et les pièces d'appareil sont recouvertes d'une
vessie contenant de la glace pilée, qu'on laisse pendant plusieurs

heures. On reprend les boissons astringentes et le sulfate de quinine, dont la dose est élevée. La journée se passe avec douleur locale et anxiété; pas de sommeil la nuit.

Néanmoins, le lendemain 2 décembre, l'hémorrhagie n'a pas lieu. On continue le sulfate de quinine ; on accorde quelques aliments.

A partir de cette époque, toute hémorrhagie est supprimée, et la plaie, dont l'aspect était peu favorable, commence à se couvrir de granulations. La suppuration est très-considérable pendant quelques jours; les bourgeons sont un peu pâles et la malade est affaiblie. On répare ses forces au moyen d'une alimentation tonique, et on touche la plaie avec le nitrate d'argent. Bientôt le bourgeonnement devient régulier, la plaie se resserre de plus en plus, et, à l'exception d'une douleur rhumatismale qui se fixe à l'épaule et qui exige l'emploi des calmants locaux, rien ne vient contrarier la guérison, qui est complète vers la fin du mois de décembre. La malade séjourne encore pendant le commencement du mois de janvier 1852, pour se faire traiter d'une kératite ulcéreuse superficielle ; elle sort, le 10, parfaitement guérie. Nous avons eu l'occasion de la revoir à son passage à Montpellier, à la fin du mois de mars dernier; la cicatrice était régulière et les mouvements de la main s'exécutaient avec facilité.

Cette observation confirme non-seulement la valeur des faits précédents, mais elle offre par elle-même un spécimen complet de l'hémorrhagie intermittente des opérés : on y reconnaît, en effet, la périodicité la plus franche de l'hémorrhagie et l'influence évidente du traitement anti-périodique. Dans ce cas, point de fièvre concomitante, point de phénomènes prodromiques; les phénomènes fébriles sont entièrement effacés; l'hémorrhagie

seule frappe l'attention de l'observateur, et elle se reproduit
chaque jour, à la même heure, avec une régularité significative,
malgré l'emploi d'un pansement compressif régulier et divers
moyens locaux. Ce n'est que lorsque le sulfate de quinine est
administré que l'hémorrhagie cesse ; si le médicament est
négligé, l'hémorrhagie reparaît. Ce fait emporte donc avec lui
une grande valeur démonstrative, et, ajouté à ceux dont nous
avions connaissance ou que nous avons pu observer, il affermit
nos convictions sur un point où il importait d'autant plus de ne
pas prendre de simples coïncidences pour des rapports étiolo-
giques, que des faits de cet ordre n'ont sans doute paru rares
et n'ont passé inaperçus au plus grand nombre des chirurgiens,
même les plus éminents, qu'à cause d'une observation impar-
faite et d'une analyse pathologique insuffisante.

Les observations que nous venons de citer, et qui toutes ont
été recueillies à la clinique de Montpellier, permettent d'ajouter
à la série connue des accidents consécutifs des opérations chirurgicales sanglantes, une complication spéciale, qu'en raison
de son caractère on pourrait désigner sous le nom d'*hémorrhagie intermittente des opérés.* Cette complication a ses causes
propres, un mode pathologique distinct, et réclame un traitement spécial.

I. *Étiologie.* — Nul doute qu'à la suite des opérations chirurgicales, il n'y ait une modification dans l'ensemble de l'organisme, qui change les aptitudes normales. Cet état particulier
du système, pour la reproduction duquel se combinent des influences de divers ordres, tels que l'ébranlement nerveux, la
perte de sang, l'impression vitale produite par la soustraction
d'une partie de l'organisme, la dénudation de tissus profondé-

ment situés et où doit s'accomplir un travail de réparation, ne peut exister sans devenir la source de phénomènes morbides plus ou moins intenses et dont la manifestation est très-variable. L'expérience démontre, chez les opérés, une impressionnabilité spéciale qui n'est pas seulement de degré, mais de nature, et qui mériterait une dénomination particulière, de même qu'à la suite de l'accouchement, par exemple, il existe une modification dans l'ensemble du corps établissant des aptitudes morbides distinctes et connues sous le nom d'état puerpéral. Dans la condition nouvelle où se trouvent les opérés, nous parlons de ceux qui ont subi une action chirurgicale d'une certaine importance, les phénomènes fonctionnels cessent de s'accomplir comme dans l'état ordinaire, et ce n'est que dans les cas exceptionnels qu'on voit le rétablissement s'effectuer sans qu'on ait eu à remarquer une mutation plus ou moins prononcée dans les aptitudes de l'économie.

Parmi les manifestations pathologiques de cette sorte de diathèse temporaire, où sont placés les sujets par le fait de l'opération qu'ils ont subie, l'une des plus remarquables et des plus constantes est la fièvre, soit qu'elle succède directement à l'action traumatique et qu'elle ait le caractère simplement inflammatoire, soit qu'elle subisse une modification émanant d'un état morbide du système digestif ou de ses dépendances; soit que, dominée par l'influence nerveuse, elle se revête des signes extérieurs qui annoncent une perturbation du système nerveux; soit enfin que, lorsqu'il y a eu résorption purulente, elle participe de la nature adynamique qui suit l'introduction du pus dans le courant sanguin. La marche de cette fièvre, ainsi revêtue de formes différentes, peut varier aussi, et se présenter tantôt avec le type continu, tantôt avec le type rémittent ou intermittent.

Lorsque la fièvre succède à une opération chirurgicale, elle peut à son tour tenir sous sa dépendance divers états morbides, influer sur la marche des inflammations ou susciter des hémorrhagies. La fièvre est-elle simplement inflammatoire et traumatique, elle peut déterminer des hémorrhagies fluxionnaires; est-elle de mauvaise nature ou adynamique, elle favorise la production d'hémorrhagies passives à la surface des plaies. L'hémorrhagie suit la marche de la fièvre et revêt le type de celle-ci : active et ordinairement unique à la suite de la fièvre inflammatoire, passive, irrégulière et multiple lorsque la fièvre est de mauvaise nature, l'hémorrhagie se reproduit avec la forme intermittente, si la fièvre qui s'est développée revêt ce caractère. Or, nous avons vu, par les observations qui ont été rapportées, que plusieurs de nos malades avaient été exposés aux causes qui font naître ordinairement les fièvres intermittentes : les uns, avant leur entrée dans l'hôpital, avaient habité des contrées marécageuses; d'autres avaient été placés dans des salles insalubres et avaient subi une influence miasmatique propre à susciter la fièvre intermittente. Chez ces divers sujets, l'hémorrhagie consécutive avait accompagné chaque accès de fièvre et en avait marqué le déclin ou la crise.

Cette relation nous a semblé particulièrement incontestable chez les sujets des première et deuxième observations, parce que, chez eux, l'accès de fièvre a été complet ou tout au moins a débuté par le froid, après lequel est survenue la période de chaleur. La période de sueur a manqué; mais n'est-on pas fondé, ainsi que nous l'avons déjà fait pressentir dans l'analyse particulière de l'une de nos observations, à considérer l'hémorrhagie comme remplaçant la période de sueur ? Lorsqu'on cherche à comprendre la signification de la diaphorèse abondante qui termine un accès de fièvre, n'y reconnaît-on pas

l'expression d'une sorte de crise? L'économie semble se dé-
barrasser d'un excès de matériaux, par une de ses grandes
surfaces ; or, à la suite d'une opération chirurgicale, les conditions sont changées : une nouvelle surface exhalante est repré-
sentée par la solution de continuité. A cette surface viennent
aboutir des vaisseaux plus ou moins nombreux ; la douleur,
l'excitation qui s'y rapporte, la turgescence locale déjà déter-
minée par l'inflammation, tout se réunit pour faire de cette
surface un lieu de fluxion et d'exhalation : il n'est donc pas
étonnant que le déclin de l'accès soit marqué par un molimen
hémorrhagique vers la plaie, et qu'un écoulement sanguin plus
ou moins abondant s'opère par cette voie. Une plaie est, à certains égards, dans les mêmes conditions qu'une muqueuse sur
laquelle doit s'opérer une hémorrhagie active. Or, de même
qu'on a vu des hémorrhagies périodiques se produire sur différentes surfaces muqueuses, on peut voir le même phénomène
morbide se réaliser d'autant plus facilement sur une plaie produite par une opération chirurgicale, que la vascularité de
celle-ci est plus grande, et que les vaisseaux y sont plus facilement disposés à laisser échapper le sang.

D'après cette manière de voir, une hémorrhagie intermittente ne serait qu'une période d'un accès de fièvre intermittente, dans laquelle il y aurait substitution de l'écoulement
sanguin à la sécrétion de la sueur : cette interprétation ne saurait être détruite par les exemples où l'on a vu l'hémorrhagie
affecter la forme intermittente, sans qu'il y eût préalablement
les deux périodes initiales d'un accès fébrile ; car l'observation
médicale a depuis long-temps appris que, si les trois périodes
d'un accès sont ordinairement appréciables, cette réunion et
cette succession de phénomènes ne sont cependant pas constantes. Le froid, la chaleur peuvent manquer isolément ; la sueur

peut être remplacée par une autre sécrétion critique. Ces maladies fébriles, qui ont si souvent trompé des praticiens peu versés dans l'analyse clinique, semblent se décomposer et se réduire successivement dans leurs caractères constitutifs, et ne conserver, comme signe révélateur de leur essence, que la périodicité de certains phénomènes annexés à la fièvre elle-même. Telles sont ces fièvres pernicieuses ou larvées, dans lesquelles une maladie locale liée à leur existence se produit ou s'exaspère avec la périodicité fébrile, sans que l'accès de fièvre soit lui-même appréciable. Ainsi, que l'on considère l'hémorrhagie comme la période critique d'un accès ou comme un épiphénomène terminal de cet accès, rien n'empêchera, dans les cas où elle se reproduira avec une périodicité bien reconnue, d'admettre qu'elle est liée à une fièvre larvée, et qu'elle est une sorte de manifestation de cette affection interne qui produit la périodicité, ou de ce que les anciens nommaient métaphoriquement le génie intermittent.

Cette étiologie médicale des hémorrhagies intermittentes des opérés étant admise, il est évident que l'action causale interne pourra se renforcer de l'action des causes de toute autre nature qui tendront à diriger ou à appeler le sang vers la plaie, et, par conséquent, à favoriser la substitution de l'écoulement sanguin à la période terminale ordinaire des accès. Ainsi, nous avons vu, dans un cas, une émotion morale vive, un écart de régime décider la production d'une première hémorrhagie, qui a reparu plus tard sous la forme intermittente. On comprend que des causes locales, des excitations intempestives, un pansement mal fait, la chute prématurée des ligatures ou telles autres dispositions fâcheuses relatives à l'état de la plaie, pourront, suivant les cas, y attirer une fluxion sanguine, rendre plus intense une congestion légère, et déterminer une hémorrhagie qui n'eût pas eu lieu sans la disposition interne mise en jeu par la cause locale.

La nature de l'opération exerce-t-elle une influence sur la production des hémorrhagies intermittentes? Il est probable qu'une opération ne concourt à la production de cet accident, qu'en raison de l'état particulier de ses vaisseaux. Lorsque les ligatures n'ont pas été multipliées; lorsque les artérioles de la région sont naturellement développées, lorsque l'absence complète de ligatures expose particulièrement à l'hémorrhagie, celle-ci se produit plus facilement sous la forme intermittente, s'il existe déjà une cause interne qui dispose à la périodicité. Sur les sept observations mentionnées dans notre mémoire, quatre sont survenues après des amputations, une après une opération pratiquée sur la langue, deux après l'opération de la taille. Cette dernière opération ne réveillerait-elle pas, d'une manière spéciale, l'affection fébrile intermittente, et par suite l'hémorrhagie qui s'y rattache? On sait que les affections des voies urinaires, et particulièrement celles du col de la vessie et de la partie profonde de l'urètre, s'accompagnent fréquemment d'accès de fièvre qui reparaissent périodiquement; n'y aurait-il pas dans l'opération de la taille une source particulière pour la provocation des hémorrhagies qui nous occupent?

II. *Diagnostic.* — Les hémorrhagies intermittentes des opérés n'ont rien qui les caractérise, en tant qu'hémorrhagies; elles peuvent être capillaires, veineuses ou artérielles, se produire par exhalation ou par jet, présenter tous les degrés d'intensité, depuis le suintement sanguinolent jusqu'à la perte de sang suivie de syncope : leur signe véritablement distinctif est la périodicité. En conséquence, on ne peut établir leur caractère distinctif que lorsqu'elles se sont renouvelées plusieurs fois et à des intervalles réguliers. On est autorisé, toutefois, à présumer qu'une hémorrhagie se présente avec la forme périodique, et qu'en conséquence elle se réitèrera, s'il y a eu avant ou après l'opération des accès de fièvre, et si l'hémorrhagie se produit après l'un de ces accès. La considération des causes à l'action desquelles le malade pourrait avoir été soumis éclairerait à cet égard le praticien; mais, quelles que puissent être les présomptions à établir à ce sujet, on ne saurait fonder un diagnostic de quelque valeur sur la manifestation d'une première hémorrhagie : il faut, pour établir la réalité d'un accident de ce genre, qu'il y ait eu retour de l'écoulement sanguin et retour régulier.

La réitération simple de l'accident est loin de suffire pour conclure qu'il s'agit d'une hémorrhagie périodique. La plupart des hémorrhagies consécutives se bornent rarement, en effet, à une seule perte sanguine. Le plus souvent, à moins qu'on n'ait pris des précautions majeures, l'accident se renouvelle au bout d'un certain temps : ces hémorrhagies consécutives multiples ont été à tort assimilées aux véritables hémorrhagies périodiques. Sanson, dans sa thèse sur les *Hémorrhagies traumatiques*, a emprunté au *Journal de chirurgie de Græfe et de Walther*, deux observations d'hémorrhagies qu'il qualifie de périodiques, et qui étaient survenues, l'une après la ligature de la carotide pour une tumeur érectile volumineuse, l'autre après la ligature du tronc brachio-céphalique pour un anévrysme. Mais il est facile de se convaincre, en analysant ces deux faits, dont le premier appartient à un chirurgien de Saint-Pétersbourg, M. Arendt, et le second à Mott, qu'il ne s'agit pas d'hémorrhagie véritablement périodique, mais de pertes sanguines irrégulières, dont l'une a entraîné la mort du sujet, et qu'on n'a d'ailleurs nullement songé à enrayer par l'administration du quinquina.

La reproduction régulière et périodique de l'hémorrhagie, avec ou sans accompagnement des deux premières périodes d'un accès de fièvre, tel est le signe pathognomonique de ce genre d'hémorrhagie et sur lequel on puisse fonder une indication thérapeutique. L'hémorrhagie intermittente se reproduit d'après les types connus des fièvres de même nature : nous l'avons vue affecter le plus souvent le type quotidien. Sur les sept cas que nous avons cités, l'hémorrhagie a eu lieu cinq fois avec le type quotidien, deux fois avec le type tierce. Peut-être, à mesure qu'on s'attachera à vérifier plus exactement l'existence de cet accident consécutif des opérations, aura-t-on l'occasion de constater le type quarte ou les autres variétés de la périodicité des accès de fièvre.

Lorsqu'une hémorrhagie intermittente est sur le point de se reproduire, la partie qui doit en être le siége devient habituellement plus chaude et plus tendue ; elle est agitée de pulsations locales, et bientôt le sang s'échappe, tantôt lentement et en nappe, d'autres fois en masse assez considérable pour imbiber rapidement l'appareil et exiger des secours actifs et immédiats. Ces phénomènes de turgescence locale nous ont paru plus prononcés pendant les premières hémorrhagies, qui sont actives ; tandis que les dernières se reproduisent sans chaleur ni fluxion préalables vers la surface traumatique, et semblent d'autant plus se transformer en hémorrhagies passives que le sujet est plus affaibli.

Ces hémorrhagies exercent une influence très-défavorable sur l'état général du blessé ; non-seulement elles produisent un affaiblissement considérable avec pâleur, décoloration de la peau et tous les phénomènes généraux des hémorrhagies ordinaires, mais elles apportent une perturbation singulière dans l'état moral des opérés. Ceux-ci sont généralement saisis d'une terreur d'autant plus grande, que l'accident se réitère plus fréquemment; la vue du sang, qui impressionne naturellement les blessés, produit, par le retour de l'hémorrhagie, une sensation souvent exagérée du danger : ils s'imaginent, ou que leur maladie est nécessairement mortelle, ou qu'on n'a pas pris à leur égard des précautions suffisantes. Cet abattement moral contribue à déranger l'action nerveuse et à influer fâcheusement sur la marche et le caractère des phénomènes morbides généraux. L'état local de la plaie se ressent non moins fâcheusement de la réitération de cet accident. Les bords de la solution de continuité sont écartés par les caillots du sang qui s'est coagulé sous la peau et sous les pièces d'appareil; des tiraillements douloureux sont exercés sur les points de suture, si ce moyen a été employé; les bourgeons charnus, le tissu cellulaire et les interstices organiques qui appartiennent à la solution de continuité s'infiltrent de sang, ce qui trouble nécessairement le travail de la réunion ainsi que la formation des granulations, sans compter la destruction de l'œuvre de réparation qui avait pu être déjà accomplie avant l'hémorrhagie. Il faut ajouter à ces désordres locaux, que si la perte de sang a été abondante, l'état anémique du sujet retarde la guérison de la plaie et peut être cause d'accidents divers, comme nous en avons remarqué particulièrement chez le sujet de la troisième observation.

Les hémorrhagies périodiques des opérés suivent la marche des accès fébriles auxquels elles sont liées, et tendent, suivant les cas, à disparaître ou à se continuer avec une certaine opiniâtreté, en tant que ce retour fréquent n'expose qu'à une perte de sang médiocre, et est, par conséquent, compatible avec la vie. J'ai vu ainsi, à la suite d'une opération de sarco-

cèle, une hémorrhagie qui avait les caractères d'une hémorrhagie périodique, mais que je n'ai pas consignée en particulier faute de détails précis, cesser spontanément à la troisième
récidive; et chez un autre sujet, qui était fébricitant et qui
avait subi l'extraction d'une dent, j'ai vu une hémorrhagie
peu considérable, qui se produisait par l'alvéole de la dent
extraite, se réitérer à chaque accès pendant un laps de temps
assez prolongé. Cet écoulement sanguin, fourni par l'artère
dentaire, ne peut-il pas être assimilé aux hémorrhagies périodiques des surfaces traumatiques plus étendues qui ont spécialement fixé notre attention? Un fait observé en 1849 par le
docteur Modoni, et que nous avons retrouvé en cherchant des
matériaux pour notre travail (1), confirme cette assimilation.
Il s'agit, dans l'observation du médecin italien, d'un cas assez
intéressant pour être rapporté en détail : on verra qu'il rentre
parfaitement dans la généralisation que nous avons essayé de
donner à des faits jusqu'à présent isolés, et restés par cela
même stériles.

OBSERVATION. — « Un homme âgé de 40 ans se fit arracher la
troisième dent molaire inférieure; il en résulta immédiatement
une hémorrhagie très-abondante, qui fut arrêtée avec le baume
de Gherli. Tout se passa bien jusqu'au cinquième jour ; alors,
sans cause mécanique ni symptômes précurseurs, il survint
une hémorrhagie copieuse qui résista à tous les astringents et
s'arrêta ensuite spontanément.

» Le lendemain matin, nouveau saignement, pour lequel
M. Modoni fut appelé vers midi. Il prodigua, soit à l'intérieur,
soit comme topique, les hémostatiques les plus vantés; mais
ils n'eurent que peu d'effet, et le sang, qui était de couleur

(1) Voyez il Raccoglitore medico, 1849, et Gazette médicale de
Paris, 1850.

artérielle, s'arrêta peu à peu vers la première heure de la
nuit. Les trois jours suivants se passèrent à peu près de même.
Il coulait presque continuellement un peu de sang; seulement
le malade remarqua que, sur les deux heures du matin, le
saignement devenait tout-à-coup plus considérable; puis il
prenait les caractères d'une perte sanguine continue, mais modérée, que les hémostatiques, le tamponnement suffisaient à
réprimer momentanément. Il est inutile d'ajouter que toute
précaution prise pour opérer un tamponnement efficace,
que l'usage des poudres astringentes, des collutoires, de la
glace, etc., furent inutiles. Le pouls étant déprimé, la chaleur
manquait aux extrémités; les caractères de l'anémie se pro-
nonçaient.

»M. Modoni, prenant en considération l'influence paludéenne
qui dominait alors dans le pays, administra 12 décigrammes
de sulfate de quinine, unis à de la poudre de seigle ergoté et à
de l'extrait de ratanhia. Cette médication fut exécutée pendant
les heures où le sang coulait à peine. Dès le lendemain, l'hémorrhagie ne se reproduisit plus.

»Pendant six jours consécutifs il en fut de même; mais au
bout de ce temps, toujours sans phénomènes précurseurs, il
survint vers le soir quelques crachats sanglants, qui sortirent
plus copieux à deux heures de la nuit pour cesser ensuite,
suivant ainsi la même marche que l'hémorrhagie des jours
antérieurs. Docile à cet avertissement opportun, M. Modoni
reprit, durant quelques jours encore, l'usage du sulfate de
quinine, et l'hémorrhagie fut définitivement arrêtée. Le patient
ne tarda pas à recouvrer sa santé et sa force primitives. »

. Bien que, dans ce cas, l'hémorrhagie n'ait pas affecté cette
périodicité franche que nous avons constatée dans les cas qui
nous appartiennent, nous n'hésitons pas à l'enregistrer comme

un nouvel exemple dont il faut tenir compte. L'intermittence un peu irrégulière de cet écoulement sanguin coexistait, en effet, avec des fièvres paludéennes qui régnaient dans le moment, et elle a cédé au moyen thérapeutique que l'on a coutume d'opposer à ces fièvres.

III. — Le *traitement* des hémorrhagies périodiques des surfaces traumatiques doit être basé, d'après les considérations et les faits que nous avons présentés, sur la nature de la cause qui tient cet accident sous sa dépendance. Cette cause étant constitutionnelle, le traitement doit être interne et principalement médical. Cette détermination du genre de traitement n'exclut pas, comme on peut le comprendre, l'emploi de tous les moyens qui peuvent faire obtenir la guérison, et, dans le traitement d'une hémorrhagie, il sera toujours et particulièrement nécessaire de ne pas négliger les moyens locaux, ne fût-ce que pour remédier à l'actualité du mal et neutraliser le danger immédiat qui peut suivre la perte du sang. Mais, en décomposant par l'analyse les indications qui se rapportent au traitement d'une hémorrhagie intermittente, on est amené à reconnaître que l'indication dominante est celle qui comprend les moyens propres à prévenir la récidive de la perte sanguine, et que l'autre est secondaire, c'est-à-dire n'existe qu'autant que la première n'a pas été ou n'a pu être remplie. D'après la première indication, on traite véritablement l'affection ; d'après la seconde, on traite l'accident.

Lorsqu'une hémorrhagie constitutionnelle consécutive a lieu sur une plaie, on doit donc, après avoir reconnu la cause interne qui la produit, la combattre sans retard par une médication générale appropriée à sa nature ; et s'il s'agit d'une affection intermittente jouant le rôle de cause par rapport à l'hémorrhagie, c'est au quinquina ou à ses préparations qu'il faut avoir recours. On a vu, par les observations de Méjean et de Delpech, que l'extrait de quinquina avait été administré avec succès; aujourd'hui, c'est le sulfate de quinine qu'il convient d'employer de préférence. Nous n'avons pas à insister sur le mode d'administration et les doses de ce médicament : son emploi repose sur les mêmes règles que celles qui sont adoptées pour le traitement des fièvres intermittentes. En général, il suffit que le malade consomme de 60 centigrammes à 1 gramme de sulfate de quinine par jour, et que son administration soit prolongée de manière à soutenir l'effet obtenu par les premières doses. Nous avons vu, par l'exemple de quelques-uns de nos malades, que lorsqu'on négligeait d'administrer le sulfate de quinine après avoir reconnu la marche périodique de l'hémorrhagie, celle-ci reparaissait le lendemain ou le surlendemain, suivant le type de l'intermittence. L'action du sulfate de quinine s'exerce, dans ce cas, d'après un mode spécifique sur l'affection intermittente, et prévient le retour de l'hémorrhagie qui lui est associée; peut-être ce médicament, en raison de son action matérielle sur le sang et les tissus, s'oppose-t-il en même temps et directement à l'hémorrhagie elle-même.

L'administration du sulfate de quinine peut être soutenue par tous les moyens généraux et par les médicaments internes dont l'expérience a constaté l'efficacité dans le traitement des hémorrhagies constitutionnelles. L'intermittence n'étant qu'une forme morbide surajoutée à l'hémorrhagie, il importe de déterminer par l'analyse clinique si celle-ci est active ou passive, si elle est influencée par la pléthore ou par un état d'asthénie du sujet, si elle est fluxionnaire et en rapport avec une habitude hémorrhagique antérieure. Tout praticien saura tirer de ces circonstances des indications importantes dont l'exécution exercera une influence favorable sur la guérison. Une hémorrhagie active modère, par sa production même, l'intensité ultérieure de ses causes ; si elle est passive, elle exige le concours d'une médication tonique et des moyens locaux établissant une sorte d'opposition matérielle à l'écoulement du sang. Nous avons, dans des cas de ce genre, administré avec avantage le tannin et les médicaments qui en contiennent, tels que le ratanhia, le cachou. On peut aussi recourir au seigle ergoté, dont l'action hémostatique est aujourd'hui généralement admise. On a vu, par la relation de nos observations cliniques, que le régime, les tisanes acidulées, l'emploi des révulsifs portés sur des points éloignés du lieu de l'hémorrhagie, pouvaient seconder avantageusement l'action du médicament principal, et disposer le malade à une guérison plus rapide et plus sûre.

Le traitement local ne doit pas être négligé ; il est le seul qui puisse être employé dans les premières hémorrhagies, avant que l'intermittence et les autres causes constitutionnelles aient été appréciées. Alors même que cette détermination diagnostique a été faite, on ne saurait se dispenser d'y recourir : il n'en est pas des hémorrhagies comme de beaucoup d'autres affections, où l'on peut négliger les effets en ne s'adressant qu'à la cause. Ici, l'effet seul entraîne un danger immédiat, et toutes les fois qu'un malade perd du sang en abondance, il y a péril, et une indication, pour ainsi dire instinctive, naît de l'accident. Celui-ci doit donc être réprimé dans son actualité aussi énergiquement que le comporte la gravité de la situation où l'hémorrhagie place l'opéré. La compression, les astringents, la glace, la cautérisation au besoin, le tourniquet, et s'il y a lieu la ligature du vaisseau principal, sont tout autant de moyens dont le chirurgien doit déterminer l'opportunité dans le traitement d'une hémorrhagie consécutive ; mais, dans l'espèce particulière d'hémorrhagie que nous étudions, le traitement local n'a pas une importance aussi durable que dans d'autres espèces : l'intermittence de l'hémorrhagie introduit une condition nouvelle qui est majeure, et qui fait survivre une indication générale à celle de l'hémostasie locale. Un chirurgien qui se bornerait à des moyens dirigés sur le lieu de l'écoulement sanguin n'obtiendrait qu'un succès temporaire ; et verrait bientôt sa peine perdue et les jours du malade menacés de nouveau.

Dans des cas de ce genre, il importe de bien établir qu'il y a deux choses à considérer : le traitement de l'affection, le traitement de l'accident. Quand on a négligé le premier, les moyens locaux échouent contre l'hémorrhagie : celle-ci reparaît en obéissant à l'affection intermittente et avec une opiniâtreté que ne peuvent vaincre quelquefois les moyens chirurgicaux méthodiquement employés, et qui échouent d'autant plus facilement que le sang s'écoule en nappe par les capillaires. Le traitement de l'affection est véritablement celui qui atteint le but ; il enraie le mal en détruisant sa cause, et, en prévenant le retour de l'hémorrhagie, il rend inutiles les grands moyens chirurgicaux. Sous ce rapport, c'est un moyen préventif des ressources extrêmes de l'art, telles que la cautérisation actuelle ou la ligature du tronc artériel principal du membre.

Le rôle du chirurgien n'est pas entièrement terminé lorsqu'il est parvenu, à l'aide du quinquina et des moyens auxiliaires, à arrêter une hémorrhagie intermittente. Il est rare que le malade qui, à plusieurs reprises, a perdu du sang par la plaie résultant d'une opération, ne soit pas atteint d'un affaiblissement considérable. Les hémorrhagies réitérées diminuent non-seulement la masse absolue du sang, mais font baisser le chiffre des globules et amènent les symptômes de la chloroanémie. Il en résulte non-seulement une langueur générale des fonctions, une convalescence laborieuse, mais un retard dans la cicatrisation de la plaie, dont la surface reste pâle et affaissée. La cautérisation de la solution de continuité à l'aide du nitrate d'argent et l'administration interne des martiaux conviennent particulièrement dans ce cas. Nous avons employé avec avantage, parmi les préparations médicamenteuses de cette nature, le vin de quinquina ferrugineux. Cette préparation a le double avantage de soutenir l'action tonique et fébrifuge du sulfate de quinine, et de régénérer certains matériaux du sang par les éléments qu'elle contient.

Les faits que nous avons réunis dans ce Mémoire nous permettent de conclure :

Qu'il existe, à la suite des opérations, une variété d'hémorrhagie consécutive qui mérite le nom d'hémorrhagie intermittente ou périodique;

Que cette hémorrhagie est sous la dépendance d'une cause interne ou de l'affection qui produit la fièvre intermittente ordinaire;

Que l'hémorrhagie peut être considérée comme la crise de l'accès fébrile et comme se substituant à la période de sueur;

Qu'elle peut exister avec les caractères de l'intermittence, mais sans phénomènes fébriles apparents, comme dans les fièvres dites *larvées;*

Que le traitement de cette variété d'hémorrhagie doit être principalement médical, et que les préparations de quinquina jouissent d'une incontestable efficacité pour en prévenir le retour.

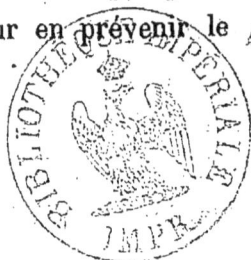

—oo⚬oo—